DU

PALUDISME

EN ALGÉRIE

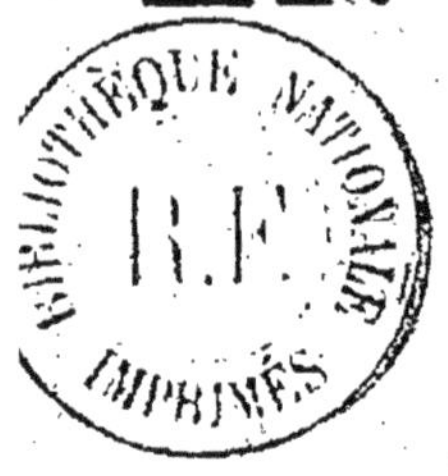

[Con]férence faite au Cercle militaire de Batna

PAR

Le Docteur **DOMMARTIN**

MÉDECIN-CHEF DE L'HOPITAL MILITAIRE

BATNA

[IMP]RIMERIE-LIBRAIRIE BEUN, 32, RUE DE SÉTIF

1900

DU PALUDISME EN ALGÉRIE

DU

ALUDISME EN ALGÉRIE

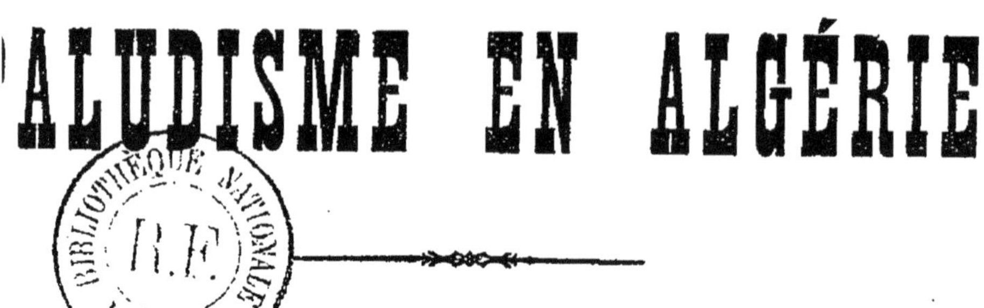

onférence faite au Cercle militaire de Batna

PAR

Le Docteur DOMMARTIN

MÉDECIN-CHEF DE L'HOPITAL MILITAIRE

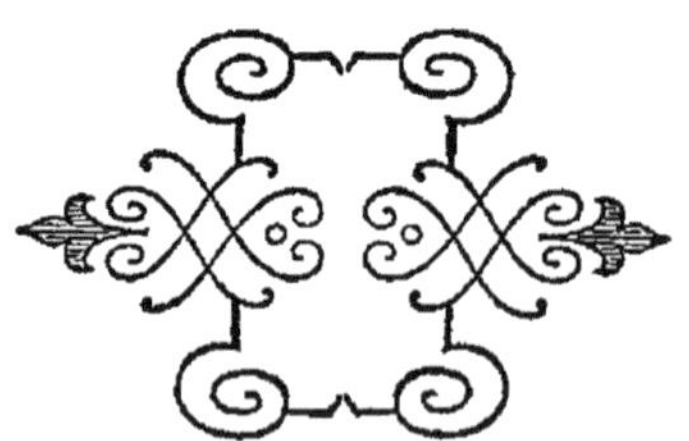

BATNA

MPRIMERIE-LIBRAIRIE BEUN, 32, RUE DE SÉTIF

1900

DU PALUDISME EN ALGÉRIE

I

Sous les noms de paludisme, fièvre palustre, malaria, fiè-
'e tellurique, fièvre des marais, on comprend une affection
ıgendrée par les émanations qui se dégagent d'un sol humide
ı existent des matières organiques végétales en putréfaction
ıus l'influence d'une température élevée.

L'histoire du paludisme est aussi vieille que celle de la
.édecine, et ses origines remontent aux temps hippocrati-
ıes; mais à cette époque il était confondu avec toutes les
ıtres fièvres : la fièvre typhoïde, le typhus, la dyssenterie,
fièvre jaune, etc. Il a fallu plusieurs siècles d'observation
ıur l'individualiser, le différencier nettement, en connaître
s causes, les symptômes particuliers, les lésions anatomi-
ıes et surtout le traitement.

C'est à la médecine militaire française que revient surtout
honneur d'avoir élucidé cette question et les noms de
aillot, de Laveran, de Kelsch et de Kiener resteront éter-
ellement attachés à l'histoire du paludisme. L'Algérie fut
grande école où plusieurs générations de médecins mili-
ıires vinrent apprendre à le connaître et se familiariser avec

lui. C'est en effet dans ce pays, l'affection la plus répandue, celle avec laquelle il faut toujours compter, celle qu'il faut savoir dépister sous ses masques les plus divers.

On peut dire, bien que cette opinion paraisse aujourd'hui paradoxale, que le paludisme est un des plus grands fléaux qui aient accablé l'humanité. Il a été souvent la cause de désastres terribles qui ont occasionné la mort de milliers d'individus. Le plus célèbre de tous ces désastres est peut-être celui de Valckeren en 1809. Au point de vue historique il est intéressant de lire les quelques lignes que Thiers y a consacrées dans son histoire du Consulat et de l'Empire.

« A cette époque, dit Thiers, l'Angleterre avait envoyé sur l'Escaut, une expédition formidable consistant en 44,000 hommes et 470 voiles. Napoléon alors à Schœnbrunn, avec sa sagacité transcendante écrivit à ses ministres terrifiés pour les rassurer ; il ordonna, d'autre part, à ses généraux de retenir les Anglais le plus longtemps possible, sans combattre, dans la région des fièvres, leur disant que tout le mal serait alors pour nos ennemis, qui dans cette contrée périraient inutilement de la fièvre, sans prendre ni Anvers, ni la flotte. Les choses se passèrent comme Napoléon l'avait prévu et ses troupes d'Anvers purent assister sans combattre au désastre de l'armée anglaise dont près de 27,000 soldats entrèrent aux hôpitaux. »

En Algérie, au début de la conquête, les ravages que fit le paludisme dans notre armée sont tout aussi saisissants, témoin ce tableau qui peint bien la situation et l'état des esprits.

« Les pertes pendant les premières années de la conquête étaient si considérables que notre armée d'Algérie portée à un grand effectif, sans cesse en mouvement, sans cesse exposée aux influences de la fatigue et aux miasmes de dégagement de la terre, s'émiettait, se réduisait avec une rapidité effrayante par la mortalité et les évacuations. Plusieurs fois par année, il fallait demander à la Mère-Patrie des soldats pour remplacer les morts, les mourants et les infirmes dans une proportion épouvantable. L'esprit public, les journaux, les Chambres, le Gouvernement s'émurent profondément.

Cette émotion fut si vive qu'une vaste plaine actuellement salubre et source d'immenses richesses, à quelques lieues d'Alger, fut appelée « le tombeau des Chrétiens » et qu'un général déclara qu'il fallait l'entourer d'une grille de fer pour en défendre l'approche.

A ce moment les pouvoirs publics agitèrent passionnément la question de l'abandon ou de la conservation de l'Algérie. »

Tant de vies, tant de richesses étaient absorbées par elle qu'on désespérait d'y subvenir plus longtemps.

La situation était effectivement navrante et la statistique de l'hôpital de Bône en 1833 nous la montre sous son aspect réel. On y lit en effet qu'en cette même année sur un effectif de 5,500 hommes il en meurt 1,526, soldats ou officiers. Il y avait plus de malades que de soldats, chaque homme entrant plusieurs fois à l'hôpital du fait de l'impaludisme.

Malheureusement ce fait n'était pas isolé et ce qui se passait dans la province de Constantine se retrouvait également dans les provinces d'Alger et d'Oran.

M. Roches, consul général qui faisait partie de la colonne chargée en 1840 de ravitailler la garnison de Milianah, rapporte le lamentable épisode suivant :

« Onze cents hommes valides, dit-il, furent laissés le 10 juin 1840 à Milianah. Au 15 octobre il n'y en avait plus que 300 qui portaient la mort dans leur sein. Au 1er janvier 1841 il n'en restait que 80. Ainsi plus de mille hommes sur onze cents périrent en moins de six mois. »

En 1855, dans la garnison de Lalla Marghnia, sur un effectif d'environ mille hommes aucun n'avait échappé à la fièvre.

D'où venait donc cette affection si terrible et quelle en était la cause? Sa définition nous montre qu'elle nait sous l'influence de trois facteurs : de la terre végétale, de la chaleur et de l'humidité.

Il lui faut d'abord pour se développer de la terre végétale; en effet on n'observe jamais le paludisme là où elle fait défaut. Jamais les fièvres palustres ne prennent naissance sur les navires en pleine mer ; elles n'existent pas davantage dans les sables arides du Sahara, non plus que dans les quartiers populeux d'Alger, d'Oran ou de Constantine.

Il lui faut aussi de la chaleur, car les fièvres paludéennes n'existent pas dans les régions polaires; et dans les climats tempérés le paludisme, s'il existe, coïncide toujours avec les chaleurs de l'été. Si la chaleur produisait à elle seule la fièvre, en marchant des pôles à l'équateur on verrait les affections paludéennes augmenter d'une façon concordante avec les augmentations des moyennes thermométriques.

Enfin il lui faut de l'humidité; dans les pays tropicaux et même dans les oasis du Sahara, lorsque le sol est desséché depuis longtemps les fièvres disparaissent, mais il suffit de quelques jours de pluie pour rendre à la terre sa puissance fébrigène.

II

Avec de telles données il est facile de se rendre compte des endroits les plus propices à l'éclosion des fièvres paludéennes. C'est dans les régions marécageuses, dans les plaines basses, mal drainées et mises en partie à sec pendant l'été, dans les terrains d'alluvion non cultivés, le long des rivières où la végétation est active, où pousse en particulier le laurier rose, dans les vallées abritées où les eaux sont contenues par des barrages, etc.

C'est en somme une maladie des campagnes, à l'inverse de la fièvre typhoïde qui est une maladie des villes.

Un coup d'œil jeté sur la carte topographique d'Algérie nous indique immédiatement les régions où elle domine, celles où les miasmes palustres sont le plus à redouter.

Sur la côte d'abord, de l'Est à l'Ouest nous voyons dans la province de Constantine les embouchures de la *Seybouse* à Bône, de la *Saf-Saf* à Philippeville, de la *Soumamme* à Bougie ; dans la province d'Alger les embouchures du *Sébaou*, de l'*Isser*, du *Mazafran;* dans celle d'Oran les embouchures du *Chéliff*, de la *Macta* et de la *Tafna.*

Partout nous retrouvons les mêmes causes, partout nous voyons des deltas. C'est là que se terminent les déclivités, c'est là que la nullité ou l'insuffisance des pentes amortit le choc des eaux. Comme les eaux d'Algérie charrient une quantité de limon il est inévitable que des barres se forment. L'eau précipite dans ces endroits une couche d'alluvion dont l'épaisseur s'accroît lentement mais sûrement, bouche les pores du sol s'il est poreux et recouvre de vase même la roche nue.

Si nous pénétrons plus avant dans l'intérieur des terres, dans la région du Tell, nous voyons le paludisme sévir dans les vallées basses, abritées des vents, où l'encaissement est profond, où l'on trouve le maximum d'arrosement, les thalwegs des rivières, les terrains d'alluvions aux riches rendements, là en somme où le soleil emmagasine dans le sol sous forme de chaleur et de lumière le plus grand coefficient de force végétative.

C'est dans la province de Constantine, la riche vallée du

Rhummel, cette vallée située à 140 mètres au-dessous de la ville, où tous les habitants sont frappés de paludisme tandis que les habitants de Constantine n'en sont jamais atteints. Dans celle d'Oran la plaine d'*Eghris* derrière Mascara, la vallée de l'*Isser* au sud de Tlemcen, les plaines de l'*Habra*, de la *Mina*, du *Sig*. Dans toutes ces plaines nous trouvons des encaissements, des pentes insuffisantes, des barrages qui retiennent les eaux, etc.

Tandis que les bords du *Chéliff*, par exemple, ne sont pas dangereux tant que les pentes du Djebel-Amour lui donnent une force d'impulsion suffisante et qu'il coule dans une région largement ventilée, ils deviennent paludiques dès qu'il a dépassé la chaîne de l'Ouarsénis, qu'il coule dans la plaine, que ses bords sont encaissés, que ses eaux sont captées par des barrages et que les montagnes du Dahra l'abritent des vents du Nord. Telles sont les causes du paludisme à Orléansville et à Duperré.

Il en est de même du *Sig* dont les bords à Bel-Abbès sont très salubres tandis qu'ils deviennent nocifs à Saint-Denis en raison d'un barrage qui, en retenant les eaux, permet des inondations périodiques. Il en est ainsi à Saïda pour l'*Habra*. Ici pas de fièvres tandis qu'à Perrégaux, un peu plus bas, elles abondent. J'en dirai autant de la *Mina* pour Tiaret et Relizane.

Dans la plaine de la Mitidja, ce vaste bassin lacustre que les sédiments ont comblé, c'est la dépression du terrain, c'est la présence d'une couche de terre végétale superposée à un sous-sol imperméable, ce sont les barrages et l'amphithéâtre de montagnes qui en forment la ceinture qui réalisent le sol malarial sans eaux visibles.

Quant aux terrasses des Hauts-Plateaux, elles jouissent d'une réputation de salubrité incontestable par rapport à celle du Tell, mais il ne faudrait cependant pas l'exagérer, car on y rencontre aussi sur certains points les mêmes conditions de développement du paludisme que dans le Tell.

Ce n'est pas en tant que Hauts-Plateaux qu'ils sont salubres, la question de l'altitude n'a qu'une importance secondaire, mais ils sont salubres parce qu'ils sont continuellement balayés par les vents, que les brouillards y sont rares, qu'il n'y a pas de dégagement de vapeur d'eau, que l'air y est fortement oxygéné.

C'est ce que l'on peut constater à Sétif où il n'y a pas de fièvres parce que rien ne gêne l'essor des vents et que les brouillards y sont inconnus, tandis qu'à Batna, qui est cependant à la même altitude, on observe dans les années pluvieuses de nombreux cas de paludisme.

Batna, en effet, se trouve au milieu d'une gorge abritée des vents d'Est et d'Ouest, ouverte aux vents du Sud, au sirocco qui lui apporte, avec son souffle énervant, les émanations putrides de l'Oued-Batna, cet oued non canalisé, aux eaux stagnantes, aux abords bourbeux. De plus les brouillards y sont fréquents, les écarts de température considérables ; enfin son sol argileux sous l'influence des pluies se transforme avec la plus grande facilité en marécage.

Au Sud des Hauts-Plateaux il existe toute une région de marécages typiques d'une pestilence insigne. C'est la région des Chotts dont l'altitude est en partie inférieure à celle de la Méditerranée. Là les fièvres sont particulièrement graves.

Plus au Sud encore, dans la bande saharienne des oasis, partout où il y a un cours d'eau, une *séguia* livrée à elle-même, les endroits qu'elle arrose sont d'un accès redoutable, tandis que les oasis où la culture est établie et régularisée sont relativement salubres. Toute l'eau qui pénètre dans ces oasis doit être utilisée avec un soin scrupuleux, nulle part on ne doit voir la moindre flaque d'eau égarée ou stagnante : c'est la condition essentielle de leur salubrité.

Telle est dans ses grandes lignes la topographie du paludisme en Algérie : en un mot que l'on voyage dans le Tell, que l'on sillonne les Hauts-Plateaux, que l'on traverse les massifs montagneux de la Kabylie ou de l'Aurès ou que l'on se perde dans les solitudes du Sahara; partout où l'on rencontre les trois facteurs dont j'ai parlé, de la terre végétale, de la chaleur et de l'humidité, partout il y a de la fièvre.

III

Les portes d'entrée du miasme fébrigène dans l'économie sont au nombre de trois, peut-être y en a-t-il d'autres mais jusqu'à présent elles restent encore inconnues. On admet généralement l'infection par l'air, d'où le nom de malaria qui signifie mauvais air. On admet aussi l'infection par l'eau et des faits nombreux tendent à le démontrer ; ainsi les voyageurs qui parcourent les contrées malsaines réussissent souvent à se préserver des fièvres en ne buvant que de l'eau bouillie. Enfin on considère les moustiques des marais comme susceptibles de servir de moyens de transport aux parasites pour les introduire dans l'économie.

Mais pour que la fièvre puisse se développer chez un individu il faut que son organisme soit au point de vue de la résistance physique dans un état d'infériorité, il faut pour que la graine se développe que le terrain soit préalablement cultivé et préparé, et les causes qui le préparent sont nombreuses.

Tantôt c'est un simple refroidissement, l'exposition aux brouillards de la nuit, un brusque changement de température ; tantôt c'est un ralentissement ou une diminution dans les fonctions de la peau, ou bien alors ce sont toutes les causes débilitantes, telles que la fatigue, le surmenage, les excès de toute sorte, l'anémie résultant soit de maladies antérieures, soit de privations, ou bien encore une première atteinte de paludisme, car celle-ci ne confère pas l'immunité, au contraire les individus qui ont eu un premier accès sont plus exposés que les autres.

Toutes les races sont sujettes au paludisme, mais à un degré variable. Les Nègres présentent une résistance bien plus grande que les blancs, l'Arabe présente une tolérance bien plus grande que l'Européen. Il serait difficile de donner la raison de cette particularité, il est probable que c'est une accoutumance du fait de l'hérédité.

Les conditions professionnelles jouent un grand rôle dans l'intoxication. Plus l'homme est au contact du sol, plus il a de chances d'être impaludé. Le soldat en campagne ou en colonne est une proie facile. Les nécessités de la guerre ou de l'expédition l'obligent à parcourir les foyers à malaria, à respirer nuit et jour un air empoisonné, elles l'exposent sous l'abri insuffisant de la petite tente à la rosée du matin et aux refroidissements nocturnes.

Les professions agricoles sont plus dangereuses que les métiers industriels ; par contre les agriculteurs qui rentrent le soir chez eux sont moins exposés que les bergers, les douaniers, et certains employés de chemin de fer qui font dans la plaine de fréquents séjours de nuit.

Le miasme palustre est en effet beaucoup plus violent la nuit que le jour, mais c'est surtout le matin et le soir un peu après le coucher du soleil et avant son lever qu'il est le plus délétère, parce que c'est l'heure où le rayonnement nocturne est le plus fort, où les vapeurs de l'atmosphère atteignent leur maximum de condensation. C'est à ce moment que les vapeurs qui pendant la chaleur du jour se sont élevées vers les régions supérieures retombent condensées par la fraicheur du matin et couvrent la surface de la terre de brouillards plus ou moins épais.

En plein jour c'est généralement en se reposant à l'ombre que l'on est le plus sujet à prendre la fièvre. Lorsque le thermomètre oscille entre 25° et 28°, que le soleil paraît brûlant on ne se méfie pas d'une halte à l'abri et, cependant, c'est là qu'est le danger.

La peau subit un refroidissement rapide et il se produit une perte de calorique et d'électricité. En France, et tout le monde a pu le constater, il faut en été être dans un violent courant d'air pour se refroidir, tandis qu'en Algérie, dans le Tell et surtout sur les Hauts-Plateaux il suffit de rester quelques instants à l'ombre d'un rocher ou d'un bouquet d'arbres. Tandis qu'en France on est averti par une impression désagréable de ce courant d'air sur la peau, en Algérie, rien de sensible ne vient signaler le refroidissement. Cela tient à ce que le corps rayonne beaucoup plus vite sa chaleur en Algérie qu'en France et cette déperdition rapide de calorique est une des causes prédisposantes du paludisme.

Le miasme palustre peut être assimilé à un corps solide et pesant, il n'en est pas moins transportable à distance, aussi faut-il redouter les vents qni ont passé sur des marais fébrigènes, mais par contre il est arrêté par une forêt, un rideau d'arbres qui filtrent pour ainsi dire l'air comme le fait la ouate dans les expériences de laboratoire. En raison de son poids, il s'élève peu dans l'atmosphère, aussi dans une maison les habitants du rez-de-chaussée sont-ils plus exposés que ceux des étages supérieurs.

Le paludisme est avant tout une maladie saisonnière ; même dans les régions où il fait le plus de ravages il ne règne pas pendant toute l'année. La fin du printemps, l'été et le commencement de l'automne sont ses saisons de prédilection. Dans certains pays même il apparaît presque à jour fixe. A Touggourt, par exemple, vers le 15 mai, le crieur public annonce à la population au son du tam-tam l'arrivée du « tem » c'est-à-dire de la fièvre, comme on l'appelle dans le pays. C'est le signal de l'exode général ; les Arabes abandonnent la ville et fuient l'oasis.

IV

Il importe maintenant de savoir ce qui rend infectieuses et délétères les émanations et les exhalaisons des marais. On a d'abord pensé que c'étaient des modifications dans l'électricité atmosphérique causées par les gaz de toutes sortes qui s'échappent de la surface des marécages ; d'autres ont cru que c'étaient des végétaux, des algues, des champignons microscopiques ; d'autres ont attribué la fièvre au venin des infusoires qui pullulent dans les eaux stagnantes ; d'autres n'ont vu dans la cause du paludisme que des bactéries, des microbes analognes à ceux des autres fièvres.

Ce n'est réellement que, depuis 1880 que l'on connaît le parasite du paludisme. C'est un hématozoaire (du grec : *aïma*, sang et *zoôn*, vie) qui a pris définitivement le nom du médecin qui l'a découvert à l'hôpital militaire de Constantine ; on l'appelle l'hématozoaire de Laveran.

Le propre de ce parasite est d'être polymorphe et de se présenter sous différents aspects selon la gravité de l'intoxication. Tantôt il se présente dans le champ du microscope, car il est invisible à l'œil nu, sous la forme de corps sphériques, tantôt sous la forme de corps en croissant ou en rosace, tantôt sous la forme de filaments, de flagella. Tous ces corps sont animés de mouvements très rapides, ils s'attaquent aux globules rouges, s'y accolent et finissent par les détruire amenant ainsi la fièvre, l'anémie et la cachexie.

Ces corpuscules ne se trouvent que dans le sang des personnes atteintes de paludisme ; ils disparaissent dès que la fièvre cesse et apparaissent aussitôt qu'elle se déclare; il n'y a donc pas de fièvre paludéenne sans hématozoaire et réciproquement. Ceux-ci ne sont pas propres au sang humain, de nombreuses recherches les ont fait découvrir dans le sang de certains oiseaux, dans le sang de la grenouille, dans le sang de la tortue des marais.

Pour pratiquer l'examen au microscope de l'hématozoaire, il suffit de piquer, avec une épingle, le bout du doigt d'un malade en plein accès de fièvre et de recueillir la goutte de sang obtenue sur une lamelle de verre. On y ajoute une goutte d'alcool et d'éther pour fixer les éléments et l'on plonge cette lamelle dans une solution de bleu de méthylène. Un grossissement de 3 à 400 diamètres suffit pour nettement distinguer les éléments parasitaires qui prennent alors une coloration bleue tandis que les globules ont une teinte rosée. Les dimensions de ces infiniments petits sont de 2 à 20 millièmes de millimètre.

V

Les manifestations cliniques du paludisme sont nombreuses et ses formes se classent d'après la marche de la température. C'est d'abord la fièvre continue dans laquelle la température du matin est sensiblement égale à celle du soir, toutes deux oscillant autour de 39°. C'est ensuite la fièvre rémittente dans laquelle la fièvre n'existe que le soir, la température du matin étant à peu près normale. C'est enfin la fièvre intermittente dans laquelle les accès ne reviennent, comme son nom l'indique, que par intermittences, c'est-à-dire tous les jours, tous les 2, 3 ou 4 jours, quelquefois davantage.

Les 3 courbes suivantes que j'ai recueillies l'été dernier à l'hôpital sont trois tracés typiques de ces différentes formes du paludisme.

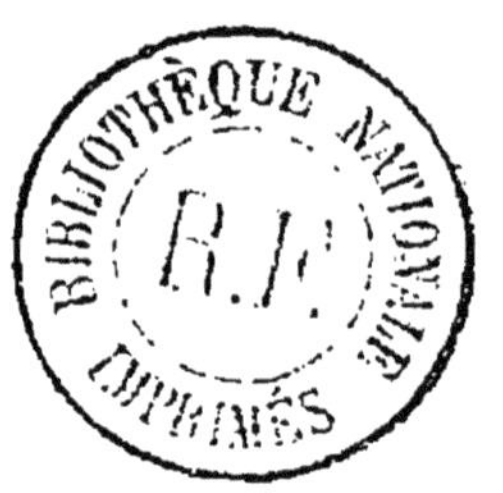

En général la fièvre intermitente ne se déclare jamais d'emblée et l'on peut dire que c'est toujours par une fièvre continue ou par une fièvre rémittente, selon la résistance des individus ou l'activité du poison fébrigène, que débutent les premières manifestations. C'est ce qui a fait dénommer ces fièvres, fièvres de première invasion.

Ces deux sortes de fièvres ont un aspect particulier ; elles en imposent généralement au début par un embarras gastrique, une courbature fébrile, une insolation, une grippe, une méningite ou même une fièvre typhoïde et ce n'est guère que la marche de la température qui permet d'établir un diagnostic ferme.

Ces fièvres, chez les personnes robustes, peuvent ne durer que quelques jours, mais chez les gens débilités, chez les alcooliques, chez les personnes qui n'ont qu'une nourriture insuffisante, elles peuvent se prolonger des semaines entières, donner lieu à des symptômes graves et même occasionner la mort si elles ne sont pas soumises à une médication quinique rationnelle.

La guérison est cependant la règle, mais même guéries ces fièvres laissent leur empreinte sur l'organisme et le prédisposent à de nouvelles atteintes. Celles-ci ne se manifesteront plus par de la fièvre continue ou de la fièvre rémittente, mais elles reviendront par accès à intervalles plus ou moins réguliers, constituant ainsi la fièvre intermittente.

En Algérie, c'est la plus commune ; elle indique toujours que l'organisme est profondément intoxiqué. Dans ces cas la rechute est la règle et une première atteinte est presque constamment suivie d'une deuxième puis d'une troisième plus ou moins espacées. C'est ce qui explique les entrées fréquentes aux hôpitaux des malades qui présentent cette forme d'infection palustre. Chez eux, sous l'influence d'un refroidissement, d'une fatigue exagérée, d'un excès quelconque, d'un traumatisme, etc... un nouvel accès se déclare. Aussi certains médecins ont-ils pensé que le traitement par la quinine devait être le premier traitement à administrer, en pays palustre, à tout malade, fût-il même atteint d'une affection chirurgicale.

A la suite de plusieurs rechutes, comme l'hématozoaire est un parasite du sang, qui détruit les globules et entrave leur régénération, on comprendra facilement que l'anémie ne tarde pas à évoluer et avec elle tout son cortège de symptômes : pâles couleurs, dépression des forces, essoufflement, palpitations, perversion des fonctions digestives et autres... Dans ces conditions le seul traitement efficace est alors un changement de climat et dans l'armée le congé de convalescence s'impose.

Tandis que le soldat va refaire en France sa santé ébranlée, l'ouvrier, qui a besoin de son travail pour vivre ou qui n'a pas les moyens de quitter les foyers de paludisme pour des climats plus salubres, s'étiole progressivement et aboutit à la déchéance organique, autrement dit à la cachexie qui amène fatalement la mort après quelques années d'une vie misérable.

Les fièvres intermittentes peuvent aussi se compliquer d'accès pernicieux qui entraînent la mort en quelques heures.

Il suffit d'en avoir observé quelques cas pour se rendre compte de leur gravité. Le délire, le coma, les convulsions en sont les symptômes les plus terrifiants. Heureusement que ces accidents se dissipent souvent avec une rapidité merveilleuse lorsque le malade est soumis énergiquement aux injections hypodermiques de quinine.

L'accès régulier de fièvre intermittente, celui qui se présente journellement en Algérie, est caractérisé par trois stades : stade de frisson, stade de chaleur, stade de sueurs.

Le stade de frisson est le stade du début de l'accès, il en constitue la période la plus pénible. Pendant cette période, les m mbres, le tronc sont secoués par de violents frissons, les dents claquent et la peau présente le phénomène de la chair de poule. A cette sensation de froid succède une sensation de chaleur intense, les malades accusent une soif ardente, un fort mal de tête, parfois un peu de délire, la peau est brûlante, et le thermomètre placé sous l'aisselle monte à 40° et au delà.

Suivant l'intensité de l'accès, cette période dure plus ou moins longtemps, puis la déferverscence se produit et s'accompagne généralement de sueurs. Dans certains cas la peau est simplement moite, dans d'autres cas les sueurs sont si abondantes qu'il faut changer à plusieurs reprises le linge des malades. A ce moment ceux-ci éprouvent une sensation de bien être et la température descend à 37°, souvent même au-dessous de la normale. Il en est de même du pouls qui pendant l'accès dépasse 100 pulsations puis tombe à 60.

Au point de vue de la durée on peut classer les accès en courts, moyens ou longs ; les courts durent de 3 à 7 heures, les moyens de 7 à 12 et les longs au-dessus de 12.

Après l'accès il n'est pas rare d'observer sur la peau et les muqueuses des éruptions diverses, de l'herpès, de l'érythème, de l'urticaire. D'autres symptômes accompagnent encore plus ou moins fréquemment ces différents stades : ce sont des vomissements, des saignements de nez, de la diarrhée, des névralgies, des congestions du poumon, du foie, de la rate, des reins, etc.

L'accès de fièvre palustre a donc une symptomatologie qui lui est propre et qu'il importe de ne pas confondre, avec un de ces accès de fièvre ordinaire si fréquents chez les personnes nerveuses, chez les individus qui se fatiguent, qui sortent en été pendant la chaleur de midi, ou chez ceux qui n'ont pas eu soin d'approprier leur hygiène au climat qu'ils habitent. En Algérie ces accès sont communs, ils n'ont cependant rien de paludéen, la quinine n'a sur eux aucune action, ils guérissent facilement sous l'influence d'un traitement qui n'a rien de spécifique ; la diète, le repos, la glace, les boissons fraîches et acidulées, l'antipyrine y suffisent amplement.

VI

Le traitement du paludisme est tout autre ; cependant il ne faudrait pas croire que lorsque les parasites du paludisme ont réussi à s'introduire dans le sang, l'organisme se trouve désarmé, non, il lutte encore et quelquefois si le sujet intoxiqué est vigoureux, s'il est dans de bonnes conditions générales, par les seules forces de la nature il parvient à se débarrasser des hématozoaires. Dans le cas contraire la médecine possède contre le paludisme un médicament souverain que l'on peut appeler spécifique parce que c'est le seul qui « coupe la fièvre » selon la vulgaire mais très judicieuse expression. C'est le quinquina et ses dérivés les sels de quinine. Le quinquina est entré dans la thérapeutique vers le milieu du dix-septième siècle, vers l'époque ou de Jussieu fut envoyé en Amérique pour étudier l'histoire naturelle de ce pays. D'après ce que rapporte ce savant naturaliste les premiers qui connurent la vertu et l'efficacité du quinquina furent les Indiens du village de Malacatos au Pérou. Il publie à ce sujet la note suivante :

« Ces pauvres gens, écrit-il, étant sujets à des fièvres intermittentes causées par la chaleur humide de leur climat et par l'inconstance de la température, avaient dû nécessairement chercher un remède contre cette facheuse maladie, et, comme au temps où régnaient les Incas, les Indiens étaient versés dans la connaissance des végétaux et habiles à découvrir leurs vertus ; les essais qu'ils faisaient des diverses plantes les conduisirent à trouver dans l'écorce du kina-kina le spécifique suprême et presque unique des fièvres intermittentes.

Cet arbre n'était désigné chez eux que par un nom tiré de ses propriétés; ils l'appelaient *yara-chouchou*, *yara* signifie arbre, *chouchou* exprime le frisson, le froid, l'horripilation de la fièvre; c'est comme si on l'appelait l'arbre des fièvres.

Par un heureux hasard, vint à passer dans le village de Malacatos, un prêtre de la compagnie de Jésus, tourmenté par une fièvre intermittente. Le chef des Indiens ayant été informé de la maladie du Révérend Père « Laisse-moi faire, lui dit-il, et je te guérirai ». Cela dit, l'Indien court à la montagne, apporte la dite écorce et en présente une décoction au jésuite. Celui-ci délivré de la fièvre et rendu à la santé, s'enquit du remède que lui avait administré l'Indien. On lui fit connaître l'écorce, il en recueillit une grande quantité et de retour dans sa patrie il s'assura par l'expérience qu'elle produisait le même effet qu'au Pérou; de là lui vient le nom de poudre des Jésuites, le premier sous lequel on l'a connu.

« Vers la même époque, la femme du vice-roi du Pérou, la comtesse del Cinchon, fut guérie d'une fièvre intermittente opiniâtre par le même traitement. A leur retour en Espagne la comtesse et son médecin rapportèrent une provision de cette écorce et firent connaître le remède qui prit alors le nom de « poudre de la comtesse. »

Tout d'abord ce remède nouveau fut accepté avec enthousiasme; mais des écorces de mauvaise qualité ayant été fournies par des marchands peu scrupuleux, des mécomptes se produisirent et le médicament tomba en défaveur. Il fallut la guérison de Louis XIV par le remède de Talbot, qui n'était qu'une teinture vineuse de quinquina concentré, pour rappeler de nouveau l'attention sur lui. Le roi achète le remède, le fait expérimenter et publier par son médecin de Blegny. Tous alors de chanter ses louanges. La Fontaine compose un poème en sa faveur et tous les médecins de l'époque viennent affirmer la valeur thérapeutique de la précieuse écorce.

De là date la fortune du quinquina. Aussi peu à peu voit-on de tous côtés les Européens s'efforcer de cultiver dans leurs colonies les arbres à quinquina. C'est ainsi que les Hollandais l'ont importé à Java, les Anglais dans les montagnes de l'Himalaya, à l'île Maurice et en Australie, les Portugais aux îles Canaries et nous-mêmes à la Guadeloupe, à la Martinique et surtout à la Réunion. La chimie aidant on découvrit successivement les différentes alcaloïdes du quinquina, dont le plus important, la quinine, était découvert en 1820 par Pelletier et Caventon.

Il semblait qu'une fois connue la quinine allait immédiatement entrer dans le domaine de la thérapeutique; il n'en fut rien et il faut arriver en 1835 pour la voir appliquer d'une façon méthodique au traitement du paludisme. C'est à ce moment que Maillot arrive comme médecin-major à l'hôpital de Bône. Il vient de Corse où les déceptions qu'il a éprouvées en suivant fidèlement les préceptes de l'Ecole ont d'abord ébranlé sa foi dans la parole du maître et l'ont amené à mettre en doute l'excellence de la doctrine en vogue. Ce qu'il voit tous les jours à l'hôpital ne fait qu'enraciner davantage sa conception du paludisme; il n'hésite plus, il rompt avec les errements du passé et s'adresse à la quinine pour combattre le minotaure.

Le résultat fut éclatant, néanmoins la méthode du hardi novateur ne fut pas immédiatement acceptée par le corps médical tout entier. Elle souleva des critiques amères et pendant 10 ans, de 1840 à 1850, il resta sur la brèche défendant ses idées avec une telle vigueur qu'il finit par réduire au silence ses adversaires les plus déterminés. Les profanes d'ailleurs allaient se charger de le défendre, car la quinine entrait dès lors dans le domaine public.

Comment l'administre-t-on ? Beaucoup de personnes prennent la quinine mal à propos et en abusent sans se douter que prise en dehors de certaines règles elle reste sans effet et que son absorption inconsidérée n'est pas toujours sans inconvénients. La quinine en effet fatigue la muqueuse de l'estomac, est une cause d'irritation pour les reins, donne des vertiges et des bourdonnements d'oreilles et chez la femme peut même être une cause d'avortement.

En principe, pour agir la quinine doit être donnée à dose massive afin d'imprégner le sang de la façon la plus complète, il y a par conséquent plus d'avantages à donner un gramme de quinine en une seule fois que deux fois cinquante centigrammes dans la même journée. De plus l'action de la quinine doit coïncider autant que possible avec le moment où les hématozoaires circulent en grand nombre dans le sang c'est-à-dire avec l'accès, or, comme il lui faut plusieurs heures pour être entraînée dans la circulation elle devra être ingérée pour donner son maximum d'effet plusieurs heures avant l'accès. Enfin comme dans les 4/5 des cas l'accès se produit avant midi il faudra généralement prendre la quinine dans la matinée.

Prenons par exemple le cas le plus fréquent ; celui d'un malade atteint d'accès de fièvre intermittente revenant tous les jours vers midi. Pour être rationnel il faudra prescrire ce malade 1 gramme de quinine à prendre tous les matins 7 heures pendant 3 jours afin d'obtenir la disparition complète de 3 accès consécutifs, et selon l'ancienneté de la maladie il devra continuer cette médication toutes les semaines pendant un ou plusieurs mois. Il est rare que l'intoxication la plus invétérée résiste à ce mode de traitement.

A quel sel de quinine faut-il donner la préférence ? L'habitude a imposé presque exclusivement le sulfate de quinine. Cependant il y a avantage à le remplacer par le chlorhydrate, celui-ci est plus facile à obtenir à l'état de pureté et il renferme 81 pour 100 de quinine, tandis que le sulfate n'en renferme que 59; d'autre part si le chlorhydrate est plus cher il est par contre prescrit à plus faible dose.

La solution de quinine est la meilleure préparation et par conséquent préférable à la quinine en cachets et surtout en pilules, mais son amertume empêche son emploi usuel sous cette forme. Dissoute dans du café elle est cependant acceptable. L'ingestion d'un cachet de quinine doit toujours être suivie de l'ingestion d'un peu d'eau ou d'un autre liquide pour empêcher un contact trop irritant avec la muqueuse de l'estomac.

VII

La prophylaxie du paludisme est publique et individuelle.

La prophylaxie publique consiste à dessécher le sol par le drainage, à le cultiver et à le défricher. On modifie ainsi le milieu dans lequel se développent les parasites du paludisme.

Le dessèchement des marais ne doit se faire qu'avec méthode et en s'entourant de grandes précautions, on profitera de la saison pendant laquelle l'endémie palustre ne régne pas ou règne avec moins d'intensité. Ces travaux seront de préférence confiés à des indigènes ou à des nègres qui jouissent d'une certaine immunité pour le paludisme.

La culture régulière assainit toujours le sol, mais certaines espèces végétales sont particulièrement favorables à cet assainissement ; telles sont par exemple les plantations d'eucalyptus. Celles qui ont été faites depuis une vingtaine d'années à Bône, à Philippeville et à Relizane entre autres, paraissent avoir rendu quelques services, mais c'est plutôt par le drainage et le dessèchement du sol que par les vapeurs aromatiques qu'elles répandent.

Les rapports de la prophylaxie du paludisme avec la colonisation sont intimes et l'histoire de l'une est l'histoire de l'autre ; l'assainissement de Bouffarik, qui fut l'endroit le plus malsain de toute l'Algérie, en est un exemple frappant.

« Le 23 juillet 1830, en marchant sur Blidah, l'armée française passa pour la première fois à Bouffarik. Ce lieu où se tenait le marché du district n'était alors marqué que par deux puits à dôme grisâtre, une blanche Kouba et quatre trembles qui longtemps servirent de gibet sous le régime turc. Le territoire lui-même n'était qu'un mauvais tigré de forêts, de joncs impénétrables ; ce n'était que flaques d'eau croupissante, que mares, que vides suintants, etc... Aussi ne fût-ce qu'en 1835 que le général comte d'Erlon fit décider l'occupation permanente de ce marécage malsain, où longtemps le sulfate de quinine se débita à la cantine avec rang de consommation ».

Dès ce moment nous allons assister à une œuvre de géants, œuvre qui va coûter bien des existences, mais dont on viendra à bout à force d'énergie et de persévérance. C'est que pour rendre habitable ce lieu insalubre où la mortalité était de 1/5, où le voyageur pressait le pas en se voilant le visage ou en se bouchant le nez pour ne pas aspirer un air pestilentiel, il fallait d'abord créer un terrain solide en donnant un écoulement à toutes les eaux, le rendre abordable à l'aide de bonnes voies de communication, le planter d'arbres pour l'assainir plus sûrement, y bâtir des habitations, cultiver le sol et amener ainsi par le travail l'aisance, le bien-être et par suite la santé.

L'armée seule était assez forte pour essayer une pareille entreprise dans un pays ennemi. A sa suite et sous sa protection trente-cinq petits marchands ou ouvriers d'art vinrent se grouper sous des gourbis de branchages et poser les assises du Bouffarick futur dont ils n'étaient rien moins que les fondateurs.

Les premières années furent surtout consacrées au dessèchement ; les troupes multiplièrent les canaux autour du camp, creusèrent en 1838 un grand fossé d'écoulement et détournèrent les eaux torrentueuses qui en hiver inondaient l'emplacement de la ville. Mais on n'opérait pas sans de grands sacrifices et la maladie sévissait cruellement sur les troupes du camp, surtout sur les régiments nouveaux dont les effectifs se fondaient.

Dans la même période de 1835 à 1842 les ponts et chaussées s'occupaient de l'assainissement intérieur en réunissant dans quatre rigoles parallèles, permettant d'arroser aisément les jardins, les eaux qui inondaient plus de 20 hectares ; aux environs on établissait quelques passages à travers les marais, des canaux pour l'écoulement des eaux et quelques ponts provisoires. Les rues et les places étaient plantées de mûriers ; des vergers étaient créés.

En 1841, le général Bugeaud fait cultiver par les troupes les terres environnantes dont chaque régiment reçoit jusqu'à 30 hectares. La population est déjà de 300 individus, mais la fièvre y fait toujours bien des victimes. Voici ce que dit du pays qu'il administre le Commissaire civil : « Bouffarick est la localité la plus mortelle de l'Algérie; les visages des rares habitants échappés à la fièvre pernicieuse sont verts et bouffis. La paroisse change trois fois de prêtre en un an, l'église est fermée, tout le personnel de l'administration civile et militaire a dû être renouvelé, il périt cette année 92 personnes de la maladie du climat. » Heureusement qu'une ère nouvelle s'ouvre pour Bouffarick par la soumission des Arabes de la Mitidja; ceux-ci reparaissent sur le marché avec des bestiaux, des fruits verts et du blé. En 1843, la population a presque doublé, et le chiffre des décès n'est que 42 soit 1/17e.

Pour obtenir ce résultat proclamé d'avance impossible, il a suffi de quelques saignées qui ont converti les eaux stagnantes et empoisonnées en eaux vives et courantes. On a paré à l'inconvénient des terrains marécageux en donnant aux constructions 25 centimètres d'élévation au-dessus du sol.

A partir de 1848 on peut lutter avec succès contre la fièvre, de cette époque date l'ère de colonisation sérieuse.

Bouffarick est bientôt doté d'un réseau de chemins permettant l'exploitation de ses riches terrains, il perd son aspect morne et désolé d'autrefois, tous les fossés, tous les cours d'eau se bordent de saules et de peupliers.

La population atteint bientôt 2000 habitants ; la mortalité descend à 1/35. Les améliorations continuent, les terrains cultivés augmentent, on crée des plantations de platanes, de mûriers, de peupliers, on construit un lavoir, un abreuvoir, des fontaines et des ponceaux sur les canaux de dessèchement et après dix-sept ans de poudre et de quinine, Bouffarick commençait une ère de paix et de santé ; le cimetière se faisait jardin.

Le Génie avait tiré Bouffarick de la vase, vidé les marais, détourné les rivières, solidifié, nivelé le sol, forcé le Bouffarick extérieur à se faire verger, orangerie, potager, forêt de saules et de trembles, une Normandie nouvelle à conseiller aux nostalgiques.

Aujourd'hui la population n'a plus qu'à se laisser vivre, le climat est excellent, l'air est salubre. Plus de figures de Bouffarick, les chairs roses et joufflues y ont décidément supplanté les chairs citrines et bouffies.

Avec sa situation privilégiée, son arborescence luxuriante, ses jardins publics et particuliers, avec ses revenus communaux, ses écoles, Bouffarick est devenu le centre le plus sain, le plus gai, le plus prospère et le plus riche de tous les centres de création française dans la province d'Alger. Voilà ce qu'a su faire en moins d'un demi siècle la colonisation pour la prophylaxie publique du paludisme.

Quant à la prophylaxie individuelle, elle consiste à fuir la plaine pour la montagne pendant la période épidémique.

L'emplacement des habitations ou des camps doit être fixé toujours sur les hauteurs, jamais dans les bas-fonds ni dans une plaine humide et mal drainée. Les fenêtres seront closes la nuit.

Quand il s'agira d'envoyer des troupes dans les contrées où règne le paludisme, ou d'y exécuter des travaux on choisira de préférence, si c'est possible, les mois de décembre, janvier, février ou mars.

On évitera surtout pendant la saison endémique toutes les causes débilitantes qui favorisent l'invasion du paludisme, grandes fatigues, excès de toute sorte.

On évitera les promenades dans les endroits palustres, le matin avant le lever et le soir après le coucher du soleil.

Le café en raison de ses propriétés toniques est une excellente boisson à conseiller en Algérie. Les infusions de café ont en outre cet avantage que pour les préparer on est obligé de faire bouillir l'eau et par conséquent de la stériliser.

Mais il n'est pas toujours possible d'observer ces prescriptions. Le soldat, par exemple, qui est obligé de parcourir des régions insalubres pendant la saison des fièvres, ou de séjourner dans les postes du Sud trouvera dans le traitement préventif par la quinine un moyen de prévenir le paludisme. Ce traitement qui consiste à prendre tous les matins 3 à 4 fois par semaine quelques pilules de sulfate de quinine, a donné dans le Sud algérien et dans toutes nos colonies du Tonkin, de Madagascar et du Dahomey des résultats incontestables. C'est d'ailleurs une pratique aujourd'hui généralisée dans toutes les armées coloniales.

BATNA. — IMPRIMERIE-LIBRAIRIE BEUN, 32, RUE DE SÉTIF

www.ingramcontent.com/pod-product-compliance
Ingram Content Group UK Ltd.
Pitfield, Milton Keynes, MK11 3LW, UK
UKHW012304240726
13966UKWH00004B/1634